Marc-Simon Egeling

Vereinsamung und Isolation von Älteren im ambulanten Setting

Entwicklung eines Instrumentes zur
quantitativen Beschreibung der
Gemütsverfassung von Pflegebedürftigen

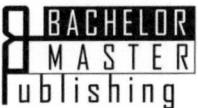

Egeling, Marc-Simon: Vereinsamung und Isolation von Älteren im ambulanten Setting. Entwicklung eines Instrumentes zur quantitativen Beschreibung der Gemütsverfassung von Pflegebedürftigen, Hamburg, Bachelor + Master Publishing 2019

Originaltitel der Seminararbeit: Vereinsamung und Isolation von Älteren im ambulanten Setting. Entwicklung eines Instrumentes zur quantitativen Beschreibung der Gemütsverfassung von Pflegebedürftigen

Buch-ISBN: 978-3-95993-081-9
PDF-eBook-ISBN: 978-3-95993-581-4
Druck/Herstellung: Bachelor + Master Publishing, Hamburg, 2019
Zugl. Hochschule für Angewandte Wissenschaften Hamburg, Hamburg, Deutschland, Seminararbeit, Januar 2017

Bibliografische Information der Deutschen Nationalbibliothek:
Die Deutsche Nationalbibliothek verzeichnet diese Publikation in der Deutschen Nationalbibliografie; detaillierte bibliografische Daten sind im Internet über http://dnb.d-nb.de abrufbar.

© Bachelor + Master Publishing, Imprint der Bedey Media GmbH
Hermannstal 119k, 22119 Hamburg
http://www.bachelor-master-publishing.de, Hamburg 2019
Printed in Germany

Zusammenfassung:

Ziel/Methode: Mit Hilfe der GDS (Geriatrische Depressionsskala) und des MMWS (Münchener Musikwahrnehmungsskala) wird ein momentanes Abbild der *Gemütsverfassung* von 21 älteren Menschen im Ambulanten Setting quantitativ im Rahmen eines Querschnittdesigns beschrieben. Die statistische Auswertung ist *nicht-parametrisch* und basiert auf PASW STATISTICS 18 (SPSS©).

Ergebnis: Bei niedrigem GDS-Gewicht (keine „depressive Tendenz") gewichten Probanden die von diesen selbst als *negativ-konnotierten* Adjektivgruppen *wie* „Traurigkeit", „Ergriffenheit", „Aggressivität" des MMWS geringer und *Positiv-Konnotierte* wie „Fröhlichkeit" und „Harmonie" höher. Aber allein von *Aktivität* beschreibenden Adjektivgruppen des MMWS – wie „Schnelligkeit" und „Trägheit" – kann selber nicht auf eine *„depressive Tendenz"* geschlossen werden. Andere Probanden jedoch, die die *Trägheit* beschreibende Adjektivwortgruppe zusammen mit den o.a. *negativ-konnotierten* Adjektivgruppen *wie* „Traurigkeit", „Ergriffenheit", „Aggressivität" des MMWS hoch gewichten, haben auch ein hohes GDS-Gewicht.

Ausblick: O.a. korrelativen Zusammenhänge zwischen der MMWS und der GDS sind auf nicht-parametrischen Niveau hochsignifikant. Inwieweit allein der MMWS u.a. als schnelles Vorscreening für *„depressive Tendenzen"* Verwendung im Ambulanten Setting finden könnte, müssten weitere Untersuchungen zeigen. Diese Studie zeigt zudem, dass „depressive Tendenzen" signifikant mit „sozialer Isolation" zu nehmen. Ebenso lässt sich ein signifikanter Zusammenhang zwischen „Schmerzen" und „sozialer Isolation" zeigen, die ebenfalls sich signifikant in einem hohen „GDS-Gewicht" und einem Hang zur Beschreibung mit *negativ-konnotierten* Adjektiven nach MMWS niederschlagen. Veräußerte Schmerzen könnten u.U. auch auf psychogene Komponenten des Schmerzbegriffs hinweisen.

Schlagworte: *assisted living facilities, solitariness, social isolation, loneliness, geriatric depression scale, mmws (münchener musikwahrnehmungsskala)*

Inhalt

1. Einleitung

1.1 Problembeschreibung

Auch das Phänomen der altersbedingten *Einsamkeit* und *Isolation* gehört zunehmend zu den Lebenswelten einer alternden Gesellschaft. So zeigt das demographische Abbild nach Zensuserhebungen von 2011 [1], dass 16,5 Millionen Menschen inzwischen ein Lebensalter von mindestens 65 Jahren erreicht haben und damit zu der Gruppe der Senioren gehören. Jeder Fünfte dieser Gruppe ist älter als 75 Jahre und wiederum 1,89 Millionen Senioren aus jener Untergruppe gehören zu den Hochbetagten mit einem Alter von mindestens 85 Jahren. Gleichzeitig ist aus diesen Daten aber auch ein zunehmend größer werdender weiblicher Anteil in der Gruppe der Senioren proportional zum höher werdenden Alter zu entnehmen. In diesem Zusammenhang zeigen diese Daten [1], dass die Mehrheit der Seniorinnen und Senioren in Deutschland (59 Prozent) noch im Eheverhältnis stehen – aber ein Drittel inzwischen schon verwitwet ist. Dass das Witwendasein eher als ein weibliches Merkmal zu betrachten ist, kann ebenfalls aus den vorliegenden Zensusdaten 2011 zum eigenen Wohnraum bei den über 65-Jährigen entnommen werden. Hiernach leben zwar ca. 38% der Seniorinnen im Einpersonenhaushalt, dieser Anteil steigt bei den Hochbetagten Seniorinnen aber steil auf 64% an – bei den Senioren sind es lediglich 16%.

Diese vorliegenden Daten lassen aber einen altersbedingten Zusammenbruch bisheriger Netzwerke und Beziehungen nur indirekt schließen, der für diese Menschen häufig eine neue zu bewältigende Lebenssituation bedeutet [2]. In diesem Zusammenhang deuten solche (etymologisch inzwischen *negativ-konnotierten*) Begriffe wie *Vereinsamung* und *Isolation* im Einklang mit diversen Studien u.a. Puvill et al. [3], [4-6] häufig auf *Nicht-Bewältigung* dieser neuen Lebenssituation hin. Eine *Nicht-Bewältigung* zeigt sich nach diesen Studien in Verhaltensweisen des älteren Menschen, die tendenziell Merkmale u.a. einer gewissen *„Suizidalität"* und *„Depressivität"* in sich tragen und sowohl die *mentale* (siehe u.a. Demenz) als auch *physische* Gesundheit zunehmend einschränken. Die Studie Puvill et al. [3] zeigt zudem, dass die *empfundene*

Lebenszufriedenheit des älteren Menschen weniger vom Faktor der *physischen Gesundheit,* sondern mehr von der Qualität der *sozialen* Beziehungen bedingt ist, wobei eine hohe empfundene Lebenszufriedenheit in dieser Studie mit einem geringeren Hang zur *Depressivität* und dem *Wunsch zu Sterben* assoziiert wird. Spitzer [7] verweist sogar auf neurowissenschaftliche Studien, die *neurologische Korrelate* zwischen *Vereinsamung* und *Schmerz* zeigen. In Analogie zum *Schmerzbegriff* [8] scheinen demzufolge die Begriffe *Vereinsamung* und *Isolation* eine erhebliche psychologische Komponente zu besitzen. Somit existiert auch bei diesen Begriffen eine bijektive Bedingtheit zwischen *somatischer* und *psychischer* Gesundheit.

Dennoch werden psychologische Komponenten zur empfundenen Lebenswelt des älteren Menschen vom ambulant Pflegenden kaum registriert. Dies liegt zum einen an den vorgegebenen Rahmenbedingungen, die die strukturelle Planung eines ambulanten Pflegedienstes bedingen und häufig zu sogenannten „Minuteneinsätzen" führen. Zum anderen ist auch die ambulante Pflege generell eher somatisch orientiert, obwohl die Interaktion des Pflegenden mit seinem Kunden psychosozial häufig das wichtigste Ereignis im Alltag des älteren Menschen bedeutet.

1.2 Untersuchungsziele

Mit Hilfe *psychometrischer* Testverfahren sollen zum einen über eine Selbstbeschreibung der momentan *empfundenen Lebenswelt* vonseiten des Pflegebedürftigen im ambulanten Setting auf evtl. vorhandenen Leidensdruck geschlossen werden, der durch Wegfall seines bisherigen sozialen Netzwerkes entstanden ist. Zum anderen soll dem ambulant Pflegenden mit Hilfe der in dieser Arbeit konstruierten Fragebogenbatterie ein sogenanntes *Schnellscreening-Instrument auf „depressive Tendenz"* als eine Art *Gesprächsleitfaden* mit dem Pflegebedürftigen zur Verfügung gestellt werden.

1.3 Untersuchungsfrage

Wie bewerten alleinlebende Menschen ihre Lebenswelt in Abhängigkeit ihrer *Pflegebedürftigkeit* und ihres *momentanen sozialen Netzwerkes*?

1.4 Ethische Maßstäbe

Es handelt sich um eine empirische Arbeit, die Verhaltensweisen von Pflegebedürftigen im ambulanten Setting quantitativ erfasst und damit bewertet. Alle teilnehmenden Pflegebedürftigen sind mindestens eine Woche und zusätzlich nochmal einmal direkt vor der Erhebung über die Studie von der für sie zuständigen Bezugspflege informiert und zu ihrem Willen zur Teilnahme befragt worden. Der Wille zur Durchführung und die Durchführungszeiten dieser geleiteten Interaktion sind sowohl zur freien Entscheidung des Pflegebedürftigen und als auch des Pflegenden gelassen worden. Der pflegende Verantwortliche fällt zu dem als Fachkraft nach gesundheitlichem Empfinden des Probanden die letztendliche Entscheidung zur Testteilnahmefähigkeit. Die Studie ist vom *Ethikrat der Hochschule für Angewandte Wissenschaften Hamburg* genehmigt worden, der sich an Deklaration von Helsinki 1964 orientiert.

2. Methode

2.1 Allgemeines zur Konstruktion des Instrumentes und zur Erhebung

Ziel dieser Arbeit ist, ein auf Gegebenheiten des ambulanten Settings zugeschnittenes Screening-Instrument (siehe Anlage 1) zur Erfassung der momentan empfundenen *Lebenswelt* des älteren Menschen zu entwerfen. Es muss zum einen Aussagen über die *Stärke der Pflegebedürftigkeit* und über die *Stärke der sozialen Kontakte/ Beziehungen* dieses Menschen treffen können. Zum anderen muss dieses Instrument das *Verhalten* des ambulant Betreuten im Rahmen der durch dieses Instrument geleiteten Interaktion mit der Bezugspflege als ein Abbild der *momentanen Gemütsverfassung* erfassen können. *Verhalten* des ambulant Betreuten wird in dieser Arbeit generell als Reaktionsverhalten auf kontrollierte Stimuli vonseiten der Bezugspflege betrachtet. Stimuli sind entweder Aufgabenstellungen (z.B. im Sinne der MMWS [9]), die momentan empfundene Lebenssituation mit vorgegebenen Adjektiven zu beschreiben – oder Fragestellungen im Sinne der GDS [10, 11] für Operationalisierung einer „depressiven Tendenz". Zusätzlich gehören zum Reaktionsverhalten des Probanden die Antworten auf dichotomische Befragungen zu „momentanes Empfinden" und zu „Schmerz". Die hauptsächlich dieses Design bestimmenden Instrumente wie MMWS und GDS dienen somit einer weitgehend kontrollierten Interaktion (hier betrachtet als eine Menge aller Verhaltensreaktionen) zwischen der betreuenden Bezugspflege und dem ambulant Betreuten. Diese Verhaltensreaktionen entsprechen somit *abhängigen Variablen*, die möglicherweise nach o.a. zu zeigender Fragestellung bedingt sind durch die *unabhängigen Variablen* wie *Stärke der Pflegebedürftigkeit* und *Stärke der sozialen Kontakte/Beziehungen* als momentan gültige Personeneigenschaften. Basierend auf einem Pretest wird die Durchführungszeit je nach Interaktions- bzw. Redebedürfnis des Teilnehmenden auf 10 bis 20 Minuten geschätzt.

2.2 Operationalisierung „Stärke der Sozialen Kontakte/ Beziehungen"

Die unabhängige Variable *„Stärke der Sozialen Kontakte/ Beziehungen"* wird operationalisiert durch die Eigenschaft *Familienstand* (mit Ausprägungen: *„Alleine Lebend"* bzw. *„In Gemeinschaft lebend")* und der Eigenschaft *Soziale Kontakte* (mit Ausprägungen: *„Eigene Kinder", „Guter Kontakt zu eigenen Kindern", „Verwandte", „Guter Kontakt zu Verwandten", „Aktiver Kontakt zu Freunden", „Nachbarschaft", „Guter Kontakt zur Nachbarschaft"* und *„Aktive Vereins-, Religions- oder Freizeitgruppenmitgliedschaft")*. Für jede auf die Person zutreffende Ausprägung, die die Variable *„Stärke der sozialen Kontakte/ Beziehungen"* als *förderlich* beschreibt, erhält der Proband ein Gewicht von 1 – die für diese Variable Nicht-Förderlichen (u.a. *„Alleine Lebend"* oder keine Aussage zur Ausprägung *„Guter Kontakt zu eigenen Kindern")* jeweils ein Gewicht von 0. Das maximale erreichbare absolute Gewicht ist 9. Da jeder ältere Mensch mindestens eine *„Nachbarschaft"* und auch mit hoher Wahrscheinlichkeit *„Eigene Kinder"* hat, gelten erreichte Punktzahlen von 0 bis 2 als zusammenfassende Ausprägung *„wenig soziale Kontakte"* und mehr als 2 erreichte Punkte als zusammenfassende Ausprägung *„gute soziale Kontakte"* dieser Variablen *„Stärke der Sozialen Kontakte/ Beziehungen"*.

2.3 Operationalisierung „Stärke der Pflegebedürftigkeit"

Die unabhängige Variable *„Stärke der Pflegebedürftigkeit"* wird analog zu 2.2. operationalisiert. Diese wird operationalisiert u.a. durch die Eigenschaft *Pflegestufe* (mit ihren *Ausprägungen 0 bis 3* – z.B. hat Proband *keine Pflegestufe,* erhält dieser ein Gewicht von 0, *bei Pflegestufe 3* (Gewicht 3) etc.). *„Stärke der Pflegebedürftigkeit"* wird zu dem operationalisiert durch die Eigenschaft *Bewegungseinschränkung* (mit ihren Ausprägungen *„Kann Wohnung uneingeschränkt verlassen" (Gewicht 0), „Kann Wohnung nur mit Gehilfen verlassen" (Gewicht 1), „Kann Wohnung nur mit fremder Hilfe verlassen" (Gewicht 2), „Kann Wohnung nicht verlassen" (Gewicht 3))*. Zudem wird die *„Stärke der Pflegebedürftigkeit"* noch operationalisiert durch die Eigenschaft *Kognition/Psyche* (mit ihren Ausprägungen *„keine Einschränkung"* (Gewicht 0), *„Mit Einschränkungen"* (Gewicht 1) und der Ausprägung

11

„Einnahme von psychoaktiven Medikamenten" (Gewicht 1)). Das maximal zu erreichende Gewicht der Variablen *„Stärke der Pflegebedürftigkeit"* ist 8. Probanden, die 0 bis 1 Gewichtspunkte erreichen, gelten als *„nicht pflegebedürftig"*, 2 bis 4 als *„pflegebedürftig"* und bei mehr als 4 erreichten Gewichtspunkten gelten die Probanden als *„stark pflegebedürftig"*.

2.4 Operationalisierung „Stimmung/Emotion" mit MMWS und GDS

Die MMWS (Münchener Musikwahrnehmungsskalen) dienen in der Musiktherapie einer Selbstbeschreibung der durch jeweiligen Musiktypus induzierten Stimmungswirkung auf den Klienten. Prämisse der MMWS ist, dass *„die therapeutisch entscheidenden Merkmale wahrgenommener Musik vorallem in ihren Aktivierungs- und Emotionswirkungen, also ihren Einflüssen auf menschliche Befindlichkeit und Gefühle zu suchen sind"* [9, S. 268]. Der auf den *Stimmungseinschätzungsskalen (SES)* [12] basierende MMWS zeigt sowohl eine hohe *Reliabilität* als auch *strukturelle* und *inhaltliche Validität* hinsichtlich der *Aktivitäts- und Emotionswirkung* von unterschiedlichen Musiktypen [9, S. 269 f.]. Faktorenanalysen im Rahmen der Konstruktion dieser MMWS zeigen, dass die hier jeweils auf 5-stufiger Likert-Skala zu bewertenden 37 Adjektive eigentlich auf sieben Valenzen (Skalen) verteilt werden können, die sowohl Formen der *Aktivität* als auch der *Emotionalität* des Menschen unter Stimulus(Musik)-wirkung beschreiben [9, S.270 ff.]. Sieben Skalen werden folglich unterschieden:

Tabelle 1: Adjektivgruppen MMWS

	Faktor (Skala)	Adjektive
1.	Fröhlichkeit =	*fröhlich, beschwingt, heiter, vergnügt, ausgelassen, lebendig*
2.	Traurigkeit =	*bedrückt, beunruhigend, schwermütig, beklemmt, düster*
3.	Aggressivität =	*wütend, aggressiv, provozierend, trotzig*
4.	Ausgeglichenheit =	*geordnet, ausgeglichen, ausgewogen, harmonisch, friedlich*
5.	Dramatik =	*majestätisch, dramatisch, triumphierend, leidenschaftlich, ergreifend, überwältigend*
6.	Schnelligkeit =	*temperamentvoll, lebhaft, munter, schnell, schwungvoll*
7.	Trägheit =	*lahm, stockend, schleppend, schlapp, matt, müde*

In dieser Studie werden die MMWS aber nicht dazu verwendet, die Stimmungswirkung eines durch irgendeinen Musikstil induzierte *psychologische Situation* vonseiten des Probanden beschreiben zu lassen, sondern – die MMWS werden hier dazu verwendet, die *Stimmungs- und Aktivitätswirkung* eines durch jeweilige Lebensumstände induzierte *psychologische Situation* vonseiten des ambulant Betreuten beschreiben zu lassen. Es werden im Hinblick einer gering belastenden Erhebung in Analogie zur Tabelle 1 nun sieben *Adjektivgruppen* mit jeweils drei Adjektiven (siehe Tabelle 2) dem Probanden vorgeben, die von diesem dichotomisch (Ja-Nein) in der Hinsicht gewichten werden sollen, *inwieweit diese auf seine momentane Stimmungs- bzw. Emotionslage zu treffen.*

Tabelle 2 Adjektivgruppen nach MMWS

	Adjektivwortgruppe	Adjektive
1.	Fröhlichkeit =	*fröhlich, heiter, vergnügt*
2.	Traurigkeit =	*bedrückt, beunruhigend, düster*
3.	Aggressivität =	*wütend, aggressiv, trotzig*
4.	Ausgeglichenheit =	*ausgeglichen, harmonisch, friedlich*
5.	Ergriffenheit =	*dramatisch, ergreifend, überwältigend*
6.	Schnelligkeit =	*munter, schnell, schwungvoll*
7.	Trägheit =	*schlapp, matt, müde*

Bei der Auswertung dieser MMWS wird zunächst über *nicht-parametrische* Testverfahren wie (X^2) und *nicht-parametrische Korrelation (Kendalls Tau)* geprüft, inwieweit diese Adjektivgruppen von der Begriffsbedeutung (Intension) inhaltlich in der Stichprobe zusammenhängen. So sollten *negativ-korrelative* Zusammenhänge z.B. zwischen den Adjektivgruppen „Fröhlichkeit" und „Traurigkeit" existieren. Die o.a. Adjektivgruppen werden je nach zu zeigenden inhaltlichen Zusammenhang in die neu zu konstruierenden Obergruppen *„negativ-konnotierte Stimmungsneigung"* bzw. *„positiv-konnotierte Stimmungs-neigung"* zusammengefasst und das Gewicht dieser Obergruppen aus dem Mittelwert der jeweiligen an dieser Obergruppe beteiligten Adjektivgruppen bestimmenden Ratingzahlen (1 := Ja/(J) bzw. 0 := Nein/(N)) berechnet. Die die *Aktivierung* beschreibenden Adjektivgruppen (*Schnelligkeit* bzw. *Trägheit*) werden den o.a. die Stimmungsneigung beschreibenden Obergruppen *adjungiert.* Denn der Begriff *Trägheit* kann sich entweder auf *somatisch* bedingte Bewegungseinschränkung beziehen oder auf eine *psychisch* bedingte *Antriebsminderung.* Insofern hat in dieser Studie nur die *Adjunktion* bestehend aus der Obergruppe *„negativ konnotierte Stimmungsneigung"* + *„Trägheit"* hinsichtlich einer Operationalisierung einer „depressiven Tendenz" inhaltliche Relevanz. Diese Operationalisierung ist somit im Einklang mit der Definition des Krankheitsbildes „Depression" nach S3-Leitline [13], die ebenfalls diesem in *Adjunktion* stehende Eigenschaften wie *gedrückte Stimmung, Interessenlosigkeit und Antriebsminderung* zuordnet. Als zusätzliche Absicherung der Operationalisierung der „depressiven Tendenz" bzw. Ausschluss derselbigen über die konstruierte Kurzversion des MMWS wird zusätzlich noch die auf *Validität* und *Reliabilität* geprüfte „Geriatrische Depressionsskala" [10] verwendet. Von 15 Fragen dieser GDS ist eine „depressive Tendenz" zu schließen, wenn mehr als 4 Fragen negativ gewichtet worden sind [11]. Frage zu *Schmerzempfinden* (Haben Sie Schmerzen?) und zum *allgemeinen Wohlergehen (Wie geht es Ihnen?)* werden mit diesem Fragebogen nur dichotomisch abgefragt.

14

3. Ergebnisse

3.1 Eigenschaften der Stichproben

Diese besteht aus 6 Probanden eines städtischen ambulanten Pflegedienstes in Hamburg und aus 15 Probanden eines Ländlichen in NRW. X^2-Tests zeigen in allen zu untersuchenden Variablen keine signifikanten Unterschiede zwischen *Stadt* und *Land*, so dass die beiden Gruppen in eine Stichprobe mit 21 Personen zusammengefasst worden sind. Tabelle 3 zeigt die *Alters- und Geschlechtsverteilung*. Im Einklang mit o.a. demographischen Daten besteht diese aus mehr Frauen im höheren Alter. Männer sind öfters in den jüngeren Altersklassen vorhanden. Der Einfluss des Geschlechts auf die Altersverteilung ist nach X^2-Unabahängigkeits-Test (X^2 = 6,86; p = 0,07) auf 5% Niveau nur *tendenziell*:

Tabelle 3: Geschlecht*Altersverteilung

	Altersklassen				Stichprobeneigenschaften (Alter):
	60 bis 69	70 bis 79	80 bis 89	90 bis 99	Median: 86,5 Jahre
männlich	1	1	3	0	Modalwert: 93 Jahre
weiblich	0	3	4	8	Rang [Maximum = 94 Jahre] = 27 Jahre

Tabelle 4 gibt Überblick über die momentanen *sozialen Kontakte/Beziehungen* in Abhängigkeit von der *Altersverteilung*. Die meisten Teilnehmenden sind *alleinstehend* und haben Kinder. Auffällig ist, dass kaum jemand soziale Kontakte in *Freizeitgruppen/Vereinen bzw. Religionsgemeinschaften* pflegt.

15

Tabelle 4: Soziale Kontakte/Beziehung nach Altersverteilung

Eigenschaften + Ausprägungen		Altersklassen				Total
		60 - 69	70 - 79	80 - 89	90 - 99	
Familienstand	alleine lebend	1	4	6	8	19
	in Gemeinschaft lebend	0	0	1	0	1
Kinder	Eigene Kinder	1	4	7	8	20
Kontakt _Kinder	Kein Kontakt zu eigenen Kindern	1	1	1	1	4
	Kontakt zu eigenen Kindern	0	3	6	7	16
Verwandtschaft	keine Verwandte	0	2	3	3	8
	Verwandte	1	2	4	5	12
Kontakt_ Verwandtschaft	Kein Kontakt zu Verwandten	0	2	3	3	8
	Kontakt zu Verwandten	1	2	4	5	12
Freunde	keine Freunde	1	1	3	3	8
	Kontakt zu Freunden	0	3	4	5	12
Nachbarschaft	keine Nachbarschaft	1	1	1	5	8
	Nachbarschaft	0	3	6	3	12
Kontakt_ Nachbarschaft	keine Kontakt Nachbarschaft	1	1	2	5	9
	guter Kontakt Nachbarschaft	0	3	5	3	11
Freizeitgruppen	keine	1	4	7	7	19
	Aktive Vereins-, Religions- oder Freizeitgruppenmitgliedschaft	0	0	0	1	1

Tabelle 5 ist eine Zusammenfassung der Tabelle 4. Diese ist ein Überblick über die nach 2.2. zu bestimmende „Stärke der sozialen Kontakte/Beziehungen" in Abhängigkeit von der Altersverteilung. In dieser Stichprobe liegen überwiegend gute soziale Kontakte vorwiegend in den höheren Altersklassen vor:

Tabelle 5: Stärke der Sozialen Kontakte/Beziehung*Altersverteilung

Altersklassen	wenige soziale Kontakte	gute soziale Kontakte
60 bis 69	0	1
70 bis 79	1	3
80 bis 89	1	6
90 bis 99	1	7
Total	3	17

Tabelle 6 gibt Überblick über die momentane Pflegebedürftigkeit in Abhängigkeit von der Altersverteilung. Das Verhältnis von Pflegestufe 0 und Pflegestufe 1 ist 7:9 – 4 haben Pflegestufe 2. Die Mehrheit ist auf Gehilfen angewiesen und besitzt keine diagnostizierten Einschränkungen im mentalen und psychischen Bereich.

16

Tabelle 6: Pflegebedürftigkeit*Altersverteilung

Altersklassen	Pflegestufe			Bewegungseinschränkung (bei Verlassen der Wohnung)			Kognitive / psychische Einschränkung + Psychoaktive Medikament		
	0	1	2	keine	Mit Gehilfen	mit fremder Hilfe	keine	keine psychoaktiven Medikamente	psychoaktive Medikamente
60 bis 69	0	1	0	0	1	0	1	1	0
70 bis 79	1	2	1	1	3	0	4	4	0
80 bis 89	3	3	1	0	5	2	7	6	1
90 bis 99	3	3	2	0	6	2	8	8	0
Total	7	9	4	1	15	4	20	19	1

Tabelle 7 ist Zusammenfassung der Tabelle 6 über die nach 2.3. zu bestimmende „Stärke der Pflegebedürftigkeit" in Abhängigkeit von der Altersverteilung. Von 20 Pflegebedürftigen sind 5 stark pflegebedürftig und hochaltrig.

Tabelle 7: Stärke Pflegebedürftigkeit* Alter

Altersklassen	pflegebedürftig	stark pflegebedürftig
60 bis 69	1	0
70 bis 79	4	0
80 bis 89	5	2
90 bis 99	5	3
Total	15	5

Statistisch zeigen die Daten keinen signifikanten Zusammenhang zwischen Altersklasse und Stärke der sozialen Beziehungen bzw. Altersklasse und Stärke der Pflegebedürftigkeit. Ein statistischer Zusammenhang zwischen Stärke der Pflegebedürftigkeit und Stärke der sozialen Bindungen ist in dieser Stichprobe nur tendenziell (X^2 = 2,49; p = 0,12) gezeigt. Dass mit starker Pflegebedürftigkeit die sozialen Kontakte abnehmen, zeigt diese Stichprobe somit nur tendenziell.

3.2 Ergebnis Zusammenhang MMWS und GDS

Die folgende Tabelle 8 zeigt die Bewertung der jeweiligen Adjektivgruppen nach Altersklassen. Diese Stichprobe beschreibt ihre momentane Stimmungslage häufiger mit *positiv-konnotierten Adjektivgruppen* (A und E) als mit *Negativ-Konnotierten* (B, C, D). Die die *Aktivierung* beschreibenden Adjektivgruppe F *(Schnelligkeit)* wird von fast allen (15:4) häufiger *verneint* als die Gruppe G *(Trägheit)* mit (8:11). Mit der Adjektivgruppe G (Trägheit) identifiziert sich die Stichprobe häufiger – während *somatische Bewegungseinschränkung* hierfür nur eine *tendenzielle* Erklärung (X^2 = 4,65; p = 0,10) ist und nur durch die vier Bettlägerigen begründet ist. Ohne diese vier ist aber das Verhältnis von *Verneinung* und *Bejahung* von G bei den weitgehend Selbstständigen (8:7), sodass bei *Bejahung* in dieser Stichprobe auch *psychische* Komponenten vorliegen könnten:

Tabelle 8: Bewertung MMWS Adjektivgruppen*Altersklassen

Adjektivgruppen		Wert	Altersklassen				Total
			60 bis 69	70 bis 79	80 bis 89	90 bis 99	
A	fröhlich, heiter, vergnügt	nein	0	2	4	0	6
		ja	1	2	3	7	13
B	bedrückend, beunruhigend, düster	nein	1	3	5	7	16
		ja	0	1	2	0	3
C	wütend, aggressiv, trotzig,	nein	1	4	7	7	19
D	dramatisch, ergreifend, überwältigend	nein	1	4	6	7	18
		ja	0	0	1	0	1
E	ausgeglichen, harmonisch, friedlich	nein	0	1	0	0	1
		ja	1	3	7	8	19
F	schnell, munter, schwungvoll	nein	1	2	6	6	15
		ja	0	2	1	1	4
G	schlapp, matt, müde	nein	0	2	2	4	8
		ja	1	2	5	3	11

Tabelle 9 zeigt signifikante Bewertungsübereinstimmungen (n - / n -) zwischen dem Gruppenpaar (B; D) (X^2 = 5,63; p < 0,05) und hohe Übereinstimmungen zwischen den Gruppenpaaren (B; C) und (C; D) relativ zur Gesamtzahl M, die diese Gruppe gewichtet haben. B, C, D werden zur Obergruppe *„negativ-konnotierte Stimmungsneigung"* mit dem Gesamtmittelwert bestehend aus den jeweiligen Bewertungen von B, C, D zusammengefasst. Analog für Gruppen A und E (n + / n+):

Tabelle 9:"Korrelationstabelle" der Adjektivgruppen A bis G / Überprüfung mit X^2 Test + Kendalls Tau

	B	C	D	E	F	G
A	11 + / 11 - M =18	12 + / 12 - M =18	11 + / 11 - M =18	14 + / 14 + M =20	9 + / 9 - M =19	6 + / 6 + M =18
B		16 - / 16 - M =19	16 - / 16 - (X^2= 5,63*) M =19	15 - / 15 + M =19	12 - / 12 - M =19	9 - / 9 + M =19
C			18 - / 18 - M = 19	18 - / 18 + M =19	15 - / 15 - M=19	11 - /11 + M =19
D				17 - / 17 + M =19	14 - / 14 - M = 19	10 - / 10 + M =19
E					14 + / 14 - M=19	10 + / 10 + M =19
F						10 - / 10 – M=19

Aus der Tabelle 8 und 9 folgt die Tabelle 10: Hier werden die *Adjunktionen* abgebildet, die aus dem *additiven Verhältnis* [Mittelwert (A; E) – [Mittelwert (B; C; D)] entstehen. Konvergiert dieses *additive Verhältnis* wegen geringer Gesamtladung von (A; E) oder/und hoher Ladung von (B; C; D) gegen 0, liegt eine *„negative-konnotierte Stimmungsneigung"* des Probanden vor. Wird zu dieser zusätzlich die Kategorie (G) „Trägheit" hoch bewertet und damit zur *„negativ-konnotierte Stimmungsneigung"* des Probanden *adjungiert*, kann von einer „depressiven Tendenz" aus der Selbstbeschreibung der momentanen Stimmungssituation mit vorgegebenen Adjektivgruppen des MMWS gesprochen werden, die *hochsignifikant* mit der Operationalisierung einer *depressiven Tendenz* nach der Geriatrischen Depressionsskala [11] kohärieren sollte. D.h., diejenigen Probanden, denen über MMWS nach Tabelle 10 eine „depressive Tendenz" zugeordnet worden ist, sollten weitgehend dieselben Probanden sein, die in Tabelle 11 mit der *Geriatrischen Depressionsskala* als Probanden mit *„depressiver Tendenz"* erkannt worden sind.

Tabelle 10: Aufteilung Adjektivgruppen in Obergruppen*Altersklassen

„MMWS-Adjunktion":= [Mittelwert (A; E) – Mittelwert (B; C; D)] + Gewichtung „Trägheit (G)"		Altersklassen				Total
		60 bis 69	70 bis 79	80 bis 89	90 bis 99	
„NEGATIVE MMWS-Adjunktion" :=	*„negativ-konnotierte Stimmungsneigung"* UND Trägheit (G)	0	1	4	1	6
„POSITIVE MMWS-Adjunktion" :=	*„positiv-konnotierte Stimmungsneigung"* UND Trägheit (G) / UND OHNE Trägheit (G)	1	3	3	7	14

Folgende Tabelle 11 zeigt das Ergebnis der *geriatrischen Depressionsskala*. Nach dieser haben Probanden dann eine „depressive Tendenz", wenn mehr als 4 bzw. mindestens 5 von 15 Fragen vom Probanden mit jeweils einem Wert von 1 gewichtet worden sind [11]. Ein Vergleich von Tabelle 10 und 11 zeigt, dass die mit dem MMWS identifizierten Probanden weitgehend identisch mit denen sind, die durch den GDS identifiziert worden sind. Ein Proband hat den GDS nicht bearbeitet.

Tabelle 11: Ergebnis Geriatrischer Depressionsskala (GDS)

„Depressionstendenz" (GDS)	Altersklassen				Total
	60 bis 69	70 bis 79	80 bis 89	90 bis 99	
Vorhanden:	0	2	4	1	7
Keine:	1	2	3	6	12

Folgende Tabelle 12 zeigt unter Verwendung von X^2-Test, dass MMWS weitgehend diejenigen Probanden identifiziert hat, die auch der GDS mit „depressiver Tendenz" identifiziert hat. (X^2 = 15,92; p < 0,001). Eine *nicht-parametrische Korrelation* (Kendalls tau = -0,89; p<0,001) zeigt einen *hochsignifikanten* Zusammenhang zwischen MMWS und GDS. D.h., die Probanden mit einer positiven Beschreibung ihrer Stimmungslage, zeigen auch mit hoher Wahrscheinlichkeit eine niedrige GDS-Gewichtung – und umgekehrt.

Tabelle 12: Kohärenz MMWS und GDS

Stimmungsneigung MMWS:	keine Depressionstendenz nach GDS	Depressionstendenz nach GDS
„NEGATIVE MMWS-Adjunktion":	0	6
„POSITIVE MMWS-Adjunktion":	13	1

Auf Basis von Tabelle 12 folgt Tabelle 13 mit folgenden Aussagen: Probanden dieser Stichprobe, die „gute soziale Kontakte" haben, neigen signifikant zu einer geringeren *Depressionstendenz* nach GDS (X^2 = 4,13; p < 0,05) und tendenziell zu einer besseren Stimmung nach MMWS (X^2 = 2,45; p < 0,12).

Tabelle 13: Kohärenz "Stärke soziale Kontakte" mit GDS und MMWS

„Stärke Soziale Kontakte":	GDS („Depressionstendenz")		MMWS-Adjunktion	
	keine	vorhanden	positiv	negativ
wenige Kontakte:	0	2	1	2
gute Kontakte:	13	5	14	4

Auf Basis von Tabelle 12 folgt Tabelle 14 mit folgenden signifikanten Aussagen: Probanden dieser Stichprobe, die *keine* Schmerzen veräußern, neigen gleichzeitig auch nicht zu einer depressiven Tendenz nach GDS (X^2 = 12,18; p < 0,001) und zu einer besseren Stimmung nach MMWS (X^2=7,30; p < 0,001) und haben auch mehr soziale Kontakte (X^2=5,69; p < 0,05).

Tabelle 14: Kohärenz "Schmerz" und GDS und MMWS und "Stärke Soziale Kontakte"

Schmerzen	GDS („Depressionstendenz")		MMWS-Adjunktion		Stärke Soziale Kontakte	
	vorhanden	keine	negativ	positiv	wenige Kontakte	gute Kontakte
Nein:	1	12	1	12	0	13
Ja:	6	1	5	3	3	5

4. Diskussion

Diese vorliegende Studie ist von ihrer momentanen Aussagekraft eher als eine Art *Pilotstudie* zu werten, die das Ziel der Konstruktion eines Instrumentes für Erhebung der momentanen Lebenswelt von älteren Menschen unter gegebenen Rahmenbedingungen einer ambulanten Betreuung hat. Dieses Instrument soll demzufolge als Leitfaden für eine kontrollierte Interaktion zwischen Pflegebedürftigen und der Bezugspflege und damit gleichzeitig als pflegerische Anamnese für Erhebung psychosozialer Bedürfnisse dienlich sein.

Aus Rückmeldungen der teilnehmenden ambulanten Pflegedienste ist zu entnehmen, dass die angegebene Durchführungszeit von 10 Minuten nicht ausgereicht habe und meist bei mehr als 20 Minuten gelegen hat, da die Kunden ein Redebedürfnis entwickelt haben. Es ist teilweise sogar von einer Art „Öffnung" des Kunden gegenüber ihrer Bezugspflege berichtet worden, die von beiden Seiten trotz Zeitdruck des ambulant Pflegenden als angenehm und aufschlussreich empfunden worden ist. Dennoch ist die Durchführung der Erhebung der *Lebenswelt* vonseiten der Bezugspflege als ein Bias zu werten, da nach *Hawthorne-Effekt* der Kunde sein Verhalten im Sinne des Pflegenden (z.B. Vermeidung einer Enttäuschung des Pflegenden bei möglicher Aussage eines nachwievor vorhandenen Unwohlseins trotz guter Pflegeleistung) hätte anpassen können. Andererseits ist der Zugang für „neutrale" und damit für den Kunden fremde Forscher in die private Häuslichkeit des Bedürftigen generell verschlossen – zumal auch bei dieser Form der Erhebung ein Hawthorne-Effekt oder sogar ein Rosenthal-Effekt als Bias nicht auszuschließen ist. Diese Bias könnte eventuell durch mehrere Erhebungszeitpunkte mit diesem Instrument behoben werden, obwohl auch hier das Argument von Lerneffekten bei mehrfacher Anwendung dieser Instrumentenversion dem gegenübersteht.

Obwohl vorliegende Stichprobe zu klein ist, um dieses Instrument als ein *valides* und *reliables* Verfahren zur Erhebung der *emotionalen Stimmungslage* als Abbild der *momentanen Lebenswelt* des Älteren Menschen im ambulanten Setting vorschlagen zu können, können doch stichproben-bezogene Aussagen auf *nicht-parametrischen* Niveau gezeigt werden, die im Einklang mit wissenschaftlich anerkannten Instrumenten wie GDS stehen – aber auch kohärent zu o.a. Studien hinsichtlich der Zusammenhänge (*Schmerz / soziale Isolation*), (*Schmerz / „depressiver Tendenz"*) und *(soziale Isolation / „depressiver Tendenz")* sind. In allen diesen Zusammenhängen haben die entsprechenden Probanden Adjektive aus dem MMWS verwendet, die *negativ-konnotiert* sind und – in Verbindung mit einer hohen Bewertung der die Aktivierung beschreibende Adjektivgruppe *„Trägheit"* – auf eine *Depressivität* im Einklang mit dem GDS schließen lassen.

5. Schlussfolgerungen

Zur Messung der *Validität* und *Reliabilität* des Instrumentes muss dieses an einer größeren Stichprobe wiederholt werden. Zudem ist eine Weiterentwicklung dieses Instrumentes auf parametrischen Niveau erforderlich – auch, um *Lerneffekte* als Bias bei mehrfacher Anwendung dieser Version im Längsschnittstudiendesign zu vermeiden. Denn die bisherige Einschränkung des Messbereichs auf dichotomischen Niveau würde zu sogenannten *Deckeneffekten* führen, so dass diese Version der Fragebogenbatterie als Instrument für Messung der Wirksamkeit von pflegerischen bzw. psychischen Interventionen im Zeitverlauf noch nicht empfohlen werden kann. Es ist als Interaktionsleitfaden für den Pflegenden einmal im ersten Anamnesegespräch vorzuschlagen.

Literatur

1. Statistikamt. Zensus 2011: Seniorinnen und Senioren in Deutschland. 2014.

2. Schobin J. Vereinsamung als gesellschaftliches Problem. In: ALPHA-Westfalen, editor. Hospiz-Dialog Nordrhein-Westfalen. ALLEIN, EINSAM, VERLASSEN? 63 ed. Münster: NRW; 2015. p. 11-3.

3. Puvill T, Lindenberg J, de Craen AJ, Slaets JP, Westendorp RG. Impact of physical and mental health on life satisfaction in old age: a population based observational study. BMC geriatrics. 2016;16(1):194. doi:10.1186/s12877-016-0365-4.

4. Huang LB, Tsai YF, Liu CY, Chen YJ. Influencing and protective factors of suicidal ideation among older adults. International journal of mental health nursing. 2016. doi:10.1111/inm.12247.

5. Grundberg A, Hansson A, Religa D, Hilleras P. Home care assistants' perspectives on detecting mental health problems and promoting mental health among community-dwelling seniors with multimorbidity. Journal of multidisciplinary healthcare. 2016;9:83-95. doi:10.2147/JMDH.S99388.

6. Health Quality O. Social isolation in community-dwelling seniors: an evidence-based analysis. Ontario health technology assessment series. 2008;8(5):1-49.

7. Spitzer M. SCHMERZHAFTE EINSAMKEIT. In: ALPHA-Westfalen, editor. Hospiz-Dialog Nordrhein-Westfalen. Schwerpunkt: ALLEIN, EINSAM, VERLASSEN? Münster: Land NRW; 2015. p. 14-6.

8. Birbaumer N, Schmidt RF. Biologische Psychologie. 7 ed. Heidelberg: Springer Medizin Verlag Heidelberg; 2010.

9. Bruhn H, Pekrun R. Die Münchener Musikwahrnehmungs-Skalen MMWS. Konstruktion und erste Erfahrungen. Musiktherapeutische Umschau. 1986;8:268-73.

10. Gauggel S, Birkner B. Validität und Reliabilität einer deutschen Version der Geriatrischen Depressionsskala (GDS) Zeitschrift für Klinische Psychologie und Psychotherapie 1999:18-27. doi:10.1026//0084-5345.28.1.18.

11. Yesavage JA, Brink TL, Rose TL, Lum O, Huang V, Adey M et al. Development and validation of a geriatric depression screening scale: a preliminary report. J Psychiatr Res. 1982;17(1):37-49.

12. Hampel R. Adjektiv-Skalen zur Einschätzung der Stimmung (SES). Diagnostica. 1977;23:43-60.

13. Schneider F, Härter M. S3-Leitlinie/Nationale VersorgungsLeitlinie. Unipolare Depression. 2 ed. Berlin: ÄZQ; 2015.

Anlage 1: Konstruierter Erhebungsbogen

Die Fragen 1 bis 8 Sozialanamnese
Die Fragen 9 bis 26 Erhebung/Befragung des Kunden
Befragung ist abzubrechen bei Ablehnung oder/und Schmerzen des Kunden!!!

1. **Bewohner:** 2. Buchstabe des Vornamens: ... ; 2. Buchstabe des Nachnamens: ...
2. **Geschlecht:** ...
3. **Alter:** ...
4. **Familienstand:**
   - Alleine Lebend
   - In Gemeinschaft lebend
5. **Soziale Kontakte:**
   - Eigene Kinder
     - Guter Kontakt zu eigenen Kindern
   - Verwandte
     - Guter Kontakt zu Verwandten
   - Aktiver Kontakt zu Freunden
   - Nachbarschaft
     - Guter Kontakt zur Nachbarschaft
   - Aktive Vereins-, Religions- oder Freizeitgruppenmitgliedschaft
6. **Pflegestufe:** ...
7. **Bewegungseinschränkung:**
   - Kann Wohnung uneingeschränkt verlassen
   - Kann Wohnung nur mit Gehilfen verlassen
   - Kann Wohnung nur mit fremder Hilfe verlassen
   - Kann Wohnung nicht verlassen
8. **Kognition/Psyche:**
   - Bewohner ist kognitiv und psychisch in der Lage, Befragung zu verstehen (Sonst Befragung nicht möglich!)
   - Bewohner ist kognitiv und psychisch eingeschränkt durch psychoaktive Medikation (Befragung ist in diesem Fall nicht möglich!)
   - Bewohner nimmt psychoaktive Medikamente – ist dadurch aber nicht kognitiv und psychisch eingeschränkt (Teilnahme möglich im Ermessen des Pflegenden)

	Befragung
	Datum:
	Uhrzeit:

9. Wie fühlen Sie sich momentan?

GUT	SCHLECHT

10. Haben Sie Schmerzen?

JA	NEIN

11. PASSEN folgende Wörter aus den folgenden 7 Wortgruppen auf Ihre momentane Stimmung?

	Wörterliste :		
1	fröhlich, heiter, vergnügt	JA	NEIN
2	bedrückend, beunruhigend, düster	JA	NEIN
3	wütend, aggressiv, trotzig	JA	NEIN
4	dramatisch, ergreifend, überwältigend	JA	NEIN
5	ausgeglichen, harmonisch, friedlich	JA	NEIN
6	schnell, munter, schwungvoll	JA	NEIN
7	schlapp, matt, müde	JA	NEIN

Bitte wenden!

Die Fragen 1 bis 8 Sozialanamnese
Die Fragen 9 bis 26 Erhebung/Befragung des Kunden
Befragung ist abzubrechen bei Ablehnung oder/und Schmerzen des Kunden!!!

	Befragung
(GDS-Fragebogen)	Fortsetzung

12. Sind Sie grundsätzlich mit Ihrem Leben zufrieden?

JA	NEIN

13. Haben Sie viele von Ihren Tätigkeiten und Interessen aufgegeben?

JA	NEIN

14. Haben Sie das Gefühl, Ihr Leben sei leer?

JA	NEIN

15. Ist Ihnen oft langweilig?

JA	NEIN

16. Sind Sie meistens guter Laune?

JA	NEIN

17. Befürchten Sie, dass Ihnen etwas Schlechtes zustoßen wird?

JA	NEIN

18. Sind Sie meistens zufrieden?

JA	NEIN

19. Fühlen Sie sich oft hilflos?

JA	NEIN

20. Sind Sie lieber zu Hause, statt auszugehen und etwas zu unternehmen?

JA	NEIN

Die Fragen 1 bis 8 Sozialanamnese
Die Fragen 9 bis 26 Erhebung/Befragung des Kunden
Befragung ist abzubrechen bei Ablehnung oder/und Schmerzen des Kunden!!!

21. Glauben Sie, dass Sie mit dem Gedächtnis mehr Schwierigkeiten haben als andere Leute?

JA	NEIN

22. Finden Sie, es sei wunderbar, jetzt zu leben?

JA	NEIN

23. Fühlen Sie sich so, wie Sie jetzt sind eher wertlos?

JA	NEIN

24. Fühlen Sie sich energiegeladen?

JA	NEIN

25. Finden Sie, Ihre Lage sei hoffnungslos?

JA	NEIN

26. Glauben Sie, die meisten anderen Leute haben es besser wie Sie?

JA	NEIN

Ausgefüllt von:
- Pflegekraft
- Angehöriger
- Kunden

Anlage 2: Antwortverhalten Geriatrische Depressionsskala (GDS)

Frage		Altersklassen				Total	
		60 bis 69	70 bis 79	80 bis 89	90 bis 99		
Frage 1	ja	1	4	6	7	18	Sind Sie grundsätzlich mit Ihrem Leben zufrieden?
	nein	0	0	1	0	1	
Frage 2	ja	0	2	0	2	4	Haben Sie viele von Ihren Tätigkeiten und Interessen aufgegeben?
	nein	1	2	7	5	15	
Frage 3	ja	0	4	4	6	14	Haben Sie das Gefühl, Ihr Leben sei leer?
	nein	1	0	3	1	5	
Frage 4	ja	1	4	5	6	16	Ist Ihnen oft langweilig?
	nein	0	0	2	1	3	
Frage 5	ja	1	4	5	7	17	Sind Sie meistens guter Laune?
	nein	0	0	2	0	2	
Frage 6	ja	1	3	6	6	16	Befürchten Sie, dass Ihnen etwas Schlechtes zustoßen wird?
	nein	0	1	1	1	3	
Frage 7	ja	1	4	6	7	18	Sind Sie meistens zufrieden?
	nein	0	0	1	0	1	
Frage 8	ja	1	4	6	5	16	Fühlen Sie sich oft hilflos?
	nein	0	0	1	1	2	
Frage 9	ja	0	1	2	3	6	Sind Sie lieber zu Hause, statt auszugehen und etwas zu unternehmen?
	nein	1	3	5	4	13	
Frage 10	ja	1	2	5	6	14	Glauben Sie, dass Sie mit dem Gedächtnis mehr Schwierigkeiten haben als andere Leute?
	nein	0	1	2	1	4	
Frage 11	ja	0	3	6	5	14	Finden Sie, es sei wunderbar, jetzt zu leben?
	nein	1	1	1	1	4	
Frage 12	ja	1	4	6	7	18	Fühlen Sie sich so, wie Sie jetzt sind eher wertlos?
	nein	0	0	1	0	1	
Frage 13	ja	1	2	0	3	6	Fühlen Sie sich energiegeladen?
	nein	0	2	7	4	13	
Frage 14	ja	1	4	5	7	17	Finden Sie, Ihre Lage sei hoffnungslos?
	nein	0	0	2	0	2	
Frage 15	ja	1	3	5	7	16	Glauben Sie, die meisten anderen Leute haben es besser wie Sie?
	nein	0	0	2	0	2	